Kholoud MAAFI

L’Ordonnance pour mieux créer sa Pharmacie d’Officine au Maroc

Kholoud MAAFI

L'Ordonnance pour mieux créer sa Pharmacie d'Officine au Maroc

Éditions Vie

Cover image: www.ingimage.com

Publisher:
Éditions Vie
is a trademark of
Dodo Books Indian Ocean Ltd. and OmniScriptum S.R.L publishing group

120 High Road, East Finchley, London, N2 9ED, United Kingdom
Str. Armeneasca 28/1, office 1, Chisinau MD-2012, Republic of Moldova, Europe
Managing Directors: Ieva Konstantinova, Victoria Ursu
info@omniscriptum.com

Printed at: see last page
ISBN: 978-620-8-00014-1

1 2 3 4 5 6 7

Plan

1 2 3 4 5 6 7

Notions fondamentales 1

- *1 - **Qu'est-ce qu'une officine de pharmacie ?***
- *2 - **Qu'est-ce qu'un pharmacien ?***
- *3 - **qu'est ce qu'un Pharmacien Assistant ?***
- *4 - **Le pharmacien est-il un commerçant ou un professionnel libéral ?***
- *5 - **Qu'est-ce qu'un monopole pharmaceutique ?***
- *6 - **Qu'est ce que le Numerus Clausus ?***

1 2 3 4 5 6 7

1

1.1 : Qu'est-ce qu'une officine de pharmacie ?

La **loi 17-04 portant code du médicament et de la pharmacie**, définit une pharmacie d'officine comme étant que : « [...] est l'établissement de santé affecté à l'accomplissement, à titre exclusif ou accessoire, des opérations visées à l'article 30» *: Article 56.*

Ainsi que cette loi a permis également de définir les différents produits, dont la dispensation est réservée exclusivement aux pharmaciens d'officine, et qui sont précités au niveau de **l'Article 30 :**

- ***Les préparations médicamenteuses*** *« magistrales et officinales ».*
- ***Les médicaments et les objets de pansements.***
- ***Les laits et les aliments lactés diététiques pour nourrissons et les aliments de régime destinés aux enfants de premier âge.***

Les pharmaciens d'officine peuvent également détenir et vendre à titre accessoire :

- ***Toutes drogues, tous produits chimiques ou préparations pharmaceutiques, autres que ceux qui figurent à la ou (les) pharmacopée (s) en vigueur*** *« à condition qu'ils soient étiquetés et vendus conformément à leur composition ».*
- ***Les produits destinés à l'entretien ou à l'application des lentilles oculaires de contact.***
- ***Les réactifs conditionnés en vue de la vente au public.***
- ***Les laits, les aliments lactés diététiques pour nourrissons et les aliments de régime destinés aux enfants de deuxième âge.***
- ***Les huiles essentielles,***
- ***Les tétines, les sucettes et les biberons ».***

1.2 : Qu'est-ce qu'un pharmacien ?

Il n'existe pas de définition précise dédiée au pharmacien, mais on peut le définir entant qu' : « *une personne physique titulaire d'un diplôme de pharmacien : soit un diplôme de Doctorat en pharmacie délivré par une des facultés marocaines de médecine et de pharmacie, ou un diplôme ou titre reconnu équivalent au diplôme national, exerçant une profession pharmaceutique et inscrite à l'Ordre des Pharmaciens* ».

Le **nouveau code du médicament et de la pharmacie**, a introduit dans son **article 92** les différentes formes d'exercice de la pharmacie « *Au niveau officinal* », dont on peut distinguer :

- **Pharmacien exerçant à titre individuel: Pharmacien titulaire** ou **Pharmacien assistant** de l'officine.
- **Pharmacien associé** : exerçant le cadre d'une société.

1.3 : qu'est ce qu'un Pharmacien assistant ?

L'article 108 du code a pu introduire cette nouvelle forme d'exercice de la pharmacie au niveau officinal, et également les conditions que doit présenter le pharmacien propriétaire d'une officine pour se faire assister d'un *« Pharmacien assistant »,* et qui doit, obligatoirement, avoir son autorisation d'exercer.

- ***Le pharmacien propriétaire peut se faire assister si le chiffre d'affaire annuel de sa pharmacie d'officine est compris entre 3,5 et 5,5 millions de dirhams.***
- ***Il doit se faire assister d'un pharmacien assistant, et d'un pharmacien assistant supplémentaire lorsque ce chiffre d'affaire dépasse 5,5 millions de dirhams.***

Le pharmacien assistant doit s'occuper de tous les actes pharmaceutiques officinaux comme le pharmacien titulaire.

Attention ! En plus de l'autorisation d'exercice, un **pharmacien assistant,** ne peut exercer sa profession, en cette qualité, qu'après conclusion d'un contrat conforme au contrat type établi par *le Conseil National de l'Ordre des Pharmaciens* **(CNOP)** et approuvé par l'administration.

Ainsi il faut que toutes les clauses de ce contrat soient conformes aux dispositions du code du médicament et de la pharmacie et celui de la déontologie des pharmaciens.

1.4 : Le pharmacien est-il commerçant ou professionnel libéral ?

Le commerçant effectue de manière habituelle des actes de commerce; essentiellement la vente de marchandises :

Sur le plan juridique, **la loi n°114-13 relative au statut de l'auto-entrepreneur** définit l'auto-entrepreneur comme étant : *« toute personne physique exerçant, à titre individuel, une activité industrielle, commerciale ou artisanale, ou un prestataire de services dont le chiffre d'affaires annuel encaissé ne dépasse pas **500 000 Dirhams** pour les activités commerciales, industrielles et artisanales et **200 000 Dirhams** pour les prestations de services».*

Économiquement, sont considérées comme exerçant une **profession libérale,** les personnes établies à leur compte « *non salariées* », qui ne font pas partie du secteur de l'industrie et du commerce, et qui exercent une profession dont l'activité demande une formation supérieure. Le **professionnel libéral** pratique à titre personnel une science ou un art, en toute indépendance et en étant seul responsable de ses actes et des conseils donnés.

La profession libérale est réglementée et également organisée en Ordre dont les membres doivent respecter des règles de déontologie propres à leur profession. Le Pharmacien titulaire d'une officine est donc un commerçant très particulier dont il exerce une profession libérale : « ***commerçant libéral*** ». Le pharmacien a cette double qualité de commerçant et de professionnel libéral. C'est un commerçant qui doit respecter des obligations liées à la déontologie de sa profession et à sa qualité d'acteur de la santé publique.

1.5 : Qu'est-ce qu'un monopole pharmaceutique ?

Le terme du monopole est définit comme étant un privilège exclusif de droit ou de fait que possède un individu, une entreprise ou un organisme, de fabriquer, vendre ou exploiter certains biens ou services : C'est la particularité du médicament qui constitue la justification essentielle, donc la raison d'être du **monopole pharmaceutique**.

Ce dernier, a pour fondement la compétence du pharmacien formé pendant des années à la connaissance du médicament, sanctionné par un diplôme. Et sa justification réside dans les garanties d'ordre scientifique, technique et moral qu'offre celui-ci pour assumer la responsabilité de ses actes vis-à-vis du malade, de la vie de la personne et de l'animal au regard du danger que peut faire encourir le médicament.

Article 112 : *« Nul ne peut offrir, mettre en vente ou vendre au public, en dehors d'une officine, des médicaments ou produits pharmaceutiques non médicamenteux, notamment sur la voie publique, sur les marchés, à domicile ou dans les magasins, non affectés à la profession pharmaceutique » .*

Cet article du nouveau code affirme que la vente au public ; des médicaments ou produits pharmaceutiques non médicamenteux est un **monopole du Pharmacien d'officine**. Cette opération est interdite aux magasins non affectés à la profession pharmaceutique, en fait même si un établissement est affecté à cette profession « *industriel, grossiste-répartiteur …* » ne peut y vendre ces produits au public.

Ce monopole légal consiste à garantir une certaine sécurité économique, aux professionnels libéraux qui sont sévèrement contrôlés par l'État. En contrepartie, ces pharmaciens doivent respecter des normes concernant les diplômes, les autorisations d'ouverture, les prix réglementés, la marge imposée, les permanences et les gardes, la pharmacovigilance …

1.6 : Qu'est ce qu'un Numerus Clausus ?

Selon une norme recommandée par **l'Organisation Mondiale de la Santé** « O.M.S », le *Numerus Clausus,* qui signifie « le nombre fermé » et qui désigne la limite fixée de nombre de pharmacies pour un nombre d'habitants, prévoit un ratio d'**une officine pour 5000 habitants**, dont l'intérêt réside dans la répartition équitable et logique des officines de pharmacie.

Ce concept de *Numerus Clausus* était parmi les amendements, qualifiés de vitaux pour l'avenir de la profession, qui a été débattu par le conseil national de l'ordre des pharmaciens « ***C.N.O.P*** » et également la fédération nationale des syndicats des pharmaciens du Maroc « ***F.N.S.P.M*** » avant l'adoption du code de médicament et de la pharmacie.

Exercice de la pharmacie d'officine 2

- *1 - **Quelles sont les conditions d'exercice de la Pharmacie au Maroc ?***
- *2 - **Quelles sont les conditions d'exercice pour les Pharmaciens étrangers ?***
- *3 - **Comment obtenir l'équivalence au diplôme national ?***
- *4 - **Quels sont les documents nécessaires à fournir pour la constitution du dossier d'équivalence ?***
- *5 - **Quelle est la procédure d'octroi de l'équivalence au diplôme national ?***
- *6 - **Quel est le délai d'obtention de l'équivalence au diplôme National ?***
- *7 - **Quels sont les documents nécessaires à fournir pour la constitution du dossier d'autorisation d'exercice ?***
- *8 - **Quelle est la procédure d'octroi de l'autorisation d'exercice ?***

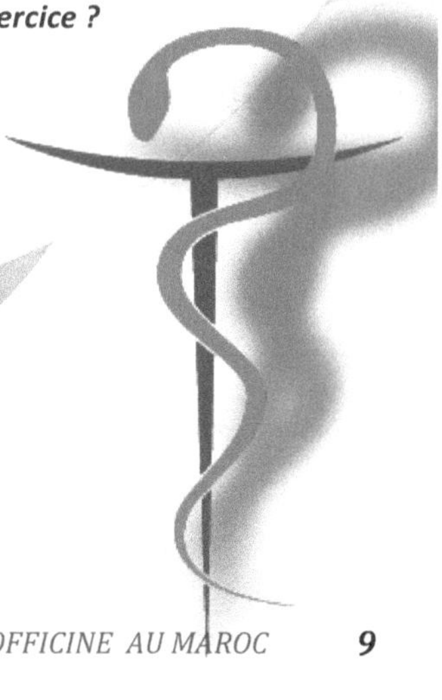

1 2 3 4 5 6 7

2

2.1 : Quelles sont les conditions d'exercice de la Pharmacie au Maroc ?

En appliquant les dispositions de *la* ***loi 17-04 portant code du médicament et de la pharmacie*** *et* ***son décret d'application*** *N° 2-07-1064 du 5 rejab 1429 (9 juillet 2008) relatif à l'exercice de la pharmacie, à la création et à l'ouverture des officines et des établissements pharmaceutiques,* l'exercice de la pharmacie au Maroc est conditionné par des exigences cités dans **l'article 93** du code, dont l'autorisation d'exercer à titre privé n'est accordée qu'aux personnes remplissant ces conditions :

1 - La nationalité marocaine.

2- Etre titulaire de l'un des diplômes suivant :

- ***Diplôme national de Doctorat en Pharmacie :*** *délivré par une des facultés marocaines de médecine et de pharmacie « Casablanca ou Rabat ».*
- ***Diplôme ou titre reconnu équivalent au diplôme national.***

La règle d'équivalence est récente, elle n'est rentrée en vigueur qu'en Janvier 2006, dont elle a été prononcée par arrêté du Ministère de l'Enseignement Supérieur, pris après avis du **Ministère de la Santé** et avis du **Conseil National de l'Ordre des Pharmaciens.**

Tout titre ou diplôme étranger peut faire l'objet d'une équivalence, selon les procédures et les règles prévues par les textes réglementaires, essentiellement celles précitées au niveau du **Décret 2-01-333 du 21 Juin 2001.**

Ce Décret a été publié en 2001, mais son exécution n'a débuté qu'en 2006. A ce jour, il présente plusieurs difficultés d'application.

3 : N'avoir encouru aucune condamnation

Un pharmacien, entant que professionnel de santé, doit essentiellement garantir une moralité professionnelle, avec une absence totale de tout fait contraire à l'honneur, à la dignité ou à la probité.

4 : Etre en position régulière au regard de la législation relative au service militaire

Soit en passant ce service qui peut durer **11 mois**, ou en avoir une dispense. Il est important de signaler que ceci ne concerne que les postulants de sexe masculin.

5 : Ne pas être inscrit à un ordre de pharmaciens étranger

Cette condition a pour but d'interdire à certains pharmaciens, possédant une pharmacie d'officine au Maroc, d'aller exercer à l'étranger. Cette disposition a été prise en compte, suite à l'enregistrement de certains cas au niveau du **Conseil Régional des Pharmaciens d'officine du Nord** (C.R.P.O.N), qui ont été présentés par la suite au Conseil disciplinaire.

Les critères d'exercice de la pharmacie sont devenus pointus, et encadrés juridiquement par la **loi 17-04,** ce qui assure la protection du monopole pharmaceutique, dont cette profession ne peut être exercée que par des professionnels de santé, et donc le médicament ne pourra être délivré au Maroc que par un établissement de santé strictement contrôlé par l'Etat.

2.2 : Quelles sont les conditions d'exercice pour les Pharmaciens étrangers ?

Dans **le Dahir de 1960,** aucune restriction n'était imposée par le législateur concernant l'exigence de la nationalité marocaine pour pouvoir exercer le métier de la pharmacie au Maroc, désormais elle devient une condition primordiale pour l'obtention de cette autorisation.

Cependant, une dérogation à cette règle a été prévue par le même texte, qui stipule que des étrangers peuvent également exercer la pharmacie à titre privé au Maroc mais en remplissant les conditions citées dans **l'article 94** du code :

« L'exercice à titre privé de la profession de pharmacien par des étrangers, sous quelque forme que ce soit, est subordonné à l'obtention d'une autorisation délivrée à cet effet par l'administration après avis du conseil national de l'ordre des pharmaciens aux personnes qui remplissent les conditions suivantes:

1. Etre en situation régulière vis-à-vis de la législation relative à l'entrée et au séjour des étrangers au Royaume du Maroc, à l'émigration et l'immigration irrégulières;

2. Etre détentrices d'un doctorat en pharmacie ou d'un diplôme ou titre leur donnant le droit d'exercer dans l'Etat dont elles sont ressortissantes et reconnu équivalent au diplôme national conformément à la réglementation en vigueur;

3. Etre soit ressortissantes d'un Etat ayant conclu avec le Maroc un accord par lequel les pharmaciens ressortissants d'un Etat peuvent s'installer sur le territoire de l'autre Etat pour y exercer la profession de pharmacien, soit ressortissantes étrangères conjoints de citoyens marocains,

4. N'avoir encouru au Maroc ou dans leurs pays d'origine ou dans tout autre pays, aucune condamnation pour des faits contraires à l'honneur, à la dignité*». Article 94.*

2.3 : Comment obtenir l'équivalence au diplôme national ?

L'importance de l'équivalence au Maroc n'est pas la même pour tous les secteurs, mais pour la profession de la pharmacie, cette équivalence est exigée pour pouvoir exercer. De manière générale, l'équivalence ne peut être obtenue que si votre diplôme étranger a été délivré par un établissement reconnu par le gouvernement Marocain.

Selon le Décret ***N° 2-01-333 DU 28 rabii 1422 (21 juin2001)*** **relatif aux conditions et à la procédure de l'octroi des équivalences de diplômes de l'enseignement supérieur,** et les étapes mises en place pour la demande d'équivalence de diplômes étrangers, le **dossier complet** doit être adressé à l'autorité gouvernementale chargée de l'enseignement supérieur : ***Ministère de l'Education Nationale, de la Formation professionnelle, de l'Enseignement Supérieur et de la Recherche Scientifique.***

2.4 : Quels sont les documents nécessaires à fournir pour la constitution du dossier d'équivalence ?

Le dossier d'équivalence doit être complet, dont il doit comprendre obligatoirement les pièces justificatives et les documents suivants :

1/ ***le curriculum vitae qui détaille le parcours universitaire après le baccalauréat*** «2 copies sont exigées ».

2/ ***Le diplôme dont l'équivalence est demandée*** « 2 copies ».

3/ ***Une copie du Baccalauréat ou diplôme reconnu équivalent*** « 2 copies ».

4/ ***Autre(s) diplôme(s), ou attestations ou certificat(s) d'enseignement supérieur*** « 2 copies ».

5/ ***Une attestation de l'établissement qui a délivré le diplôme et qui devra mentionner les éléments suivants :***

- ***Les modalités d'accès aux études.***
- ***Tous les cours et matières concernées.***
- ***La totalité du programme d'études.***
- ***Les horaires et les différentes mentions, les différents modules, avec les attestations des contrôles d'aptitudes et des connaissances, ainsi que la nature et la durée des stages.***
- ***Modalités et évaluations, qui sont généralement prévus dans le cursus des études.***

6/ ***Les résultats des examens avec le relevé des notes.***

7/ ***Tous les documents de réussite de chaque année d'études.***

8/ ***Les attestations de validation des stages.***

9/ ***Thèse ou Mémoire, travaux de recherche soutenus, ou Projet de fin d'études avec le cachet de l'établissement et cela en deux exemplaires.***

10/ ***Parutions ou publications éventuelles dans les revues scientifiques internationales et si tel est le cas en deux exemplaires également certifiés par l'établissement.***

11/ ***Une attestation qui stipule que l'étudiant a bien suivi sa scolarité et a séjourné dans le pays où il a préparé et obtenu le diplôme pour lequel il demande l'équivalence.***

Les documents, soit les copies, pour la demande d'équivalence devront être **certifiées** et **légalisées conformes aux originaux**. Ainsi que les documents originaux peuvent, à tout moment, être exigés par les autorités compétentes et où selon l'avancée du dossier.

Si les documents ne sont pas transcrits en langue **arabe** ou en **français**, ils feront l'objet d'une traduction assermentée, engagée soit par l'autorité compétente du pays, ou visée par les services de l'ambassade du Maroc, soit par **un interprète reconnu**, à cette occasion, le diplôme devra lui aussi être visé par ces autorités.

2.5 : Quelle est la procédure d'octroi de l'équivalence au diplôme national ?

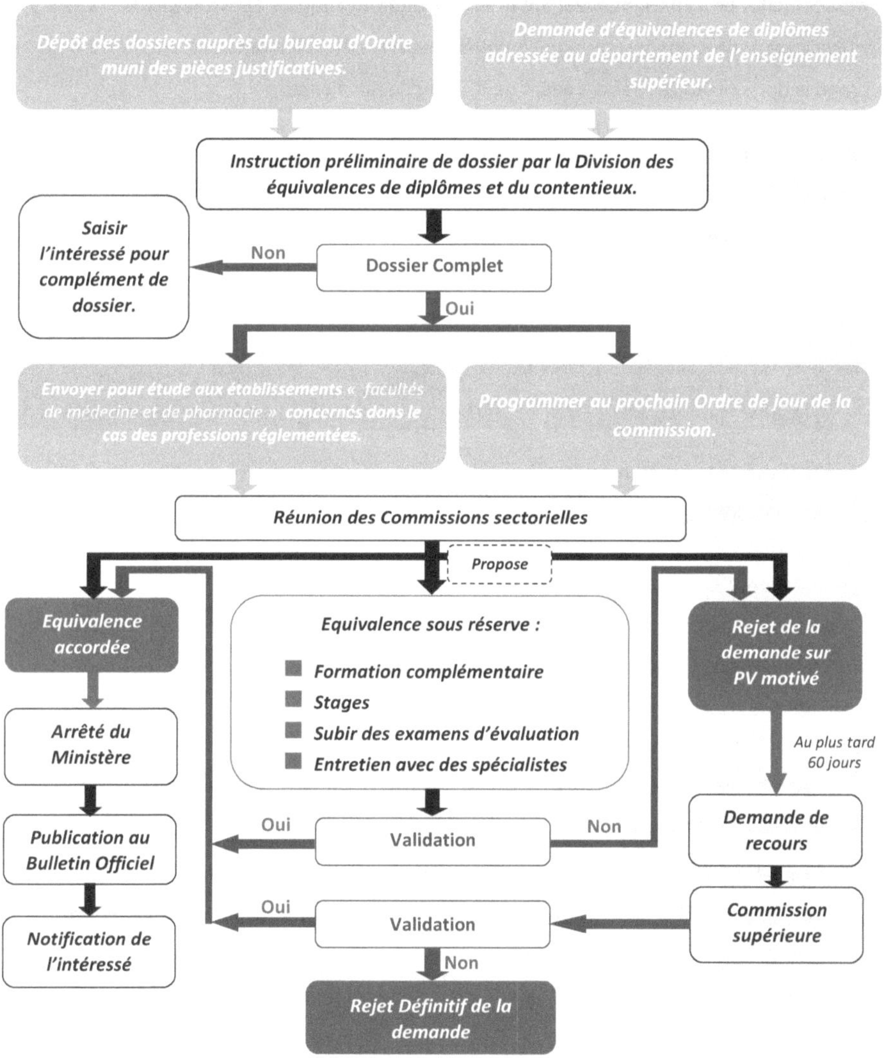

2.6 : Quel est le délai d'obtention de l'équivalence au diplôme National ?

Après leur dépôt au niveau du **Ministère de l'Education Nationale, de la Formation professionnelle, de l'Enseignement Supérieur et de la Recherche Scientifique**, les dossiers d'équivalence sont examinés par une commission qui les évalue d'une manière individuelle, et prend la décision au cas par cas avant de délivrer l'équivalence.

Il est à noter que seul le **Département chargé de l'enseignement supérieur** est habilité de prononcer l'équivalence de tout titre ou diplôme de pharmacien, délivré par un établissement universitaire étranger.

Les diplômés de pharmacie doivent passer un entretien devant un comité spécialisé, et la procédure d'obtention d'équivalence prend ***en général 6 mois.***

2.7 : Quels sont les documents nécessaires à fournir pour la constitution du dossier d'autorisation d'exercice ?

L'autorisation d'exercice de la pharmacie à titre privée est obtenue suite au dépôt d'un dossier complet auprès du ***Conseil National de l'Ordre des Pharmaciens***, comprenant essentiellement **un formulaire** ***[Annexe 1]*** arrêté et délivré par le conseil, qui doit être accompagné des documents suivants, en **trois exemplaires** :

- ***Une demande d'autorisation d'exercer la pharmacie adressée au nom du Président du CNOP. [Annexe 2]***
- ***Une copie certifiée conforme à l'original du diplôme de docteur en pharmacie délivré par l'une des facultés de médecine et de pharmacie marocaines, ou du certificat provisoire du diplôme ou d'un titre ou diplôme d'une faculté ou d'un établissement universitaire étranger, reconnu équivalent conformément à la réglementation en vigueur;*** *« prévoir une traduction du diplôme délivrée par l'ambassade du Maroc au pays de l'obtention du diplôme ».*

- ***Pour les pharmaciens ayant un diplôme étranger, doivent présenter une copie certifiée conforme de l'équivalence du diplôme (nominative) et une copie du bulletin officiel attestant cette équivalence.***

- ***Bulletin n°3 du casier judiciaire, établi depuis moins de trois mois, ou tout autre document officiel en tenant lieu.***

- ***Copie certifiée conforme à l'original de la carte d'identité nationale.***

- ***Photo d'identité du demandeur*** *« 3 photos au total ».*

- ***Déclaration sur l'honneur du demandeur, légalisée, certifiant qu'il n'est pas inscrit à un ordre des pharmaciens étranger ou si ayant été inscrit, une copie du document de radiation dudit ordre. [Annexe 3]***

- ***Copie certifiée conforme du Baccalauréat ou d'un diplôme équivalent.***

- ***Pour le demandeur ayant déjà exercé au sein de l'administration publique ou d'un établissement public, la décision de radiation des cadres ou toute autre attestation justifiant d'une cessation régulière des activités de l'intéressé, délivrée par le service auprès duquel il était en fonction.***

- ***1200 DH*** *(Frais du dossier).*

NB : *Toute certification de plus de 3 mois est systématiquement rejetée !*

2.8 : *Quelle est la procédure d'octroi de l'autorisation d'exercice ?*

Ayant rempli toutes les conditions d'exercice et également le dossier de l'autorisation, le demandeur suit les modalités de dépôt, ainsi que les délais de délivrance de cette autorisation qui sont définies par voie réglementaire, or tout refus de délivrance doit être obligatoirement motivé par écrit, comme l'indique **l'article 95** de la ***loi 17 – 04***.

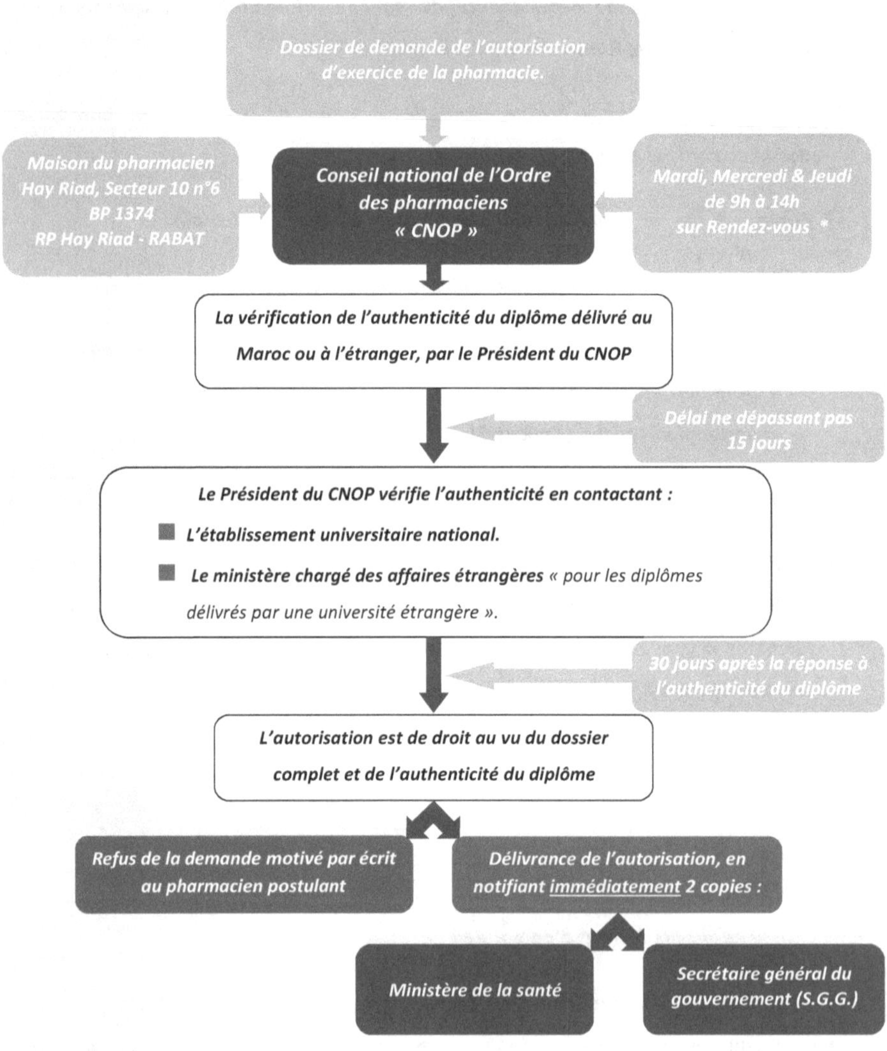

: Les RDV peuvent être pris en téléphonant au secrétariat du Conseil National de l'Ordre des Pharmaciens « CNOP : 037 71 33 14 » les lundis de 9H à 11H00.

L'octroi de l'autorisation d'exercice de la profession de pharmacien à titre privé ne donne lieu à aucune rémunération.

Le retrait de la demande d'autorisation d'exercer la pharmacie, peut s'effectuer Tous les **Mardis** et **Jeudis** de **9 H** à **14 H.**

Seuls les pharmaciens munis de leur **carte nationale** et de **leur diplôme** « *Original* » ou **un certificat provisoire** peuvent effectuer le retrait de leur autorisation d'exercer la pharmacie.

Inscription au tableau de l'ordre des pharmaciens 3

- *1 - **Qu'est-ce qu'un Conseil d'Ordre des Pharmaciens ?***
- *2 - **Quand est-ce que se fait l'inscription au tableau de l'Ordre des pharmaciens ?***
- *3 - **Comment se fait l'inscription au tableau de l'Ordre des Pharmaciens***
- *4 - **Quels sont les documents nécessaires à fournir pour l'inscription au tableau de l'ordre ?***

1 2 3 4 5 6 7

3

3.1 : Qu'est-ce qu'un Conseil d'Ordre des Pharmaciens ?

Le Conseil de l'Ordre des Pharmaciens est un établissement crée par les pouvoirs publics, suite au ***Dahir portant loi N° 1-75-453 du 17 Décembre 1976***, et qui regroupe obligatoirement tous les pharmaciens autorisés à exercer au Maroc, à titre privé, la profession de la pharmacie sous ses différentes formes « *officine, établissements pharmaceutiques industriels, grossistes répartiteurs ou laboratoires privés d'analyse de biologie médicale* ».

Les pouvoirs publics ont également attribué au conseil un double rôle scientifique et disciplinaire, dont la principale mission du conseil est d'inciter et également coordonner la participation de ses membres au développement des sciences pharmaceutiques.

Les conseils de l'ordre sont composés de pharmaciens marocains élus par les pharmaciens de nationalité marocaine, inscrits au tableau de l'ordre et à jour de leurs cotisations.

Et afin d'assurer le fonctionnement de l'ordre, des cotisations sont versées par ses ressortissants, dont ce paiement est obligatoire sous peine de sanctions disciplinaires.

3.2 : Quand est-ce que se fait l'inscription au tableau de l'Ordre des Pharmaciens?

Dès **l'obtention de son autorisation d'exercer**, et avant l'accomplissement de tout acte de sa profession, chaque pharmacien doit effectuer son inscription, selon le cas, au tableau de l'ordre des pharmaciens, auquel il appartiendra.

Au Maroc existe deux Conseils Régionaux des Pharmaciens d'Officine :

- ***Le Conseil Régional des Pharmaciens d'Officine du Nord (C.R.P.O.N.) - Rabat***
- ***Le Conseil Régional des Pharmaciens d'Officine du Sud (C.R.P.O.S.) - Casablanca***

3.3 : Comment se fait l'inscription au tableau de l'Ordre des Pharmaciens ?

Conformément aux dispositions de ***l'article 96 de la loi n° 17-04*** et de ***l'article 66 du décret n° 2-07-1064 relatif à l'exercice de la pharmacie, à la création et à l'ouverture des officines et des établissements pharmaceutiques***, chaque pharmacien ayant obtenu l'autorisation d'exercer, doit s'inscrire immédiatement au tableau d'Ordre avant d'accomplir tout acte de sa profession.

Cette inscription est de plein droit au vu de l'autorisation d'exercer la profession et du règlement du montant de la cotisation ordinale. Le pharmacien postulant doit s'adresser au siège du conseil Régional des Pharmaciens d'Officine « *du nord ou du Sud », * en présentant un **dossier d'inscription complet.**

3.4 : Quels sont les documents nécessaires à fournir pour l'inscription au tableau de l'ordre ?

L'inscription au tableau de l'ordre des Pharmaciens exige la présentation obligatoire des pièces suivantes :

- ***Photo d'identité du demandeur*** *« 2 photos au total ».*
- ***Une photocopie légalisée de la CIN.***
- ***Une photocopie légalisée du diplôme.***
- ***Un chèque barré non endossable de 600 DH à l'ordre du CRPO*** *« Nord ou Sud ».*
- ***Une photocopie de l'autorisation d'exercer par le CNOP.***

Il existe d'autre cas, de pharmaciens qui veulent s'inscrire au tableau de l'Ordre des pharmaciens, mais qui doivent produire ultérieurement, selon le cas, l'un des documents suivants :

1/ Une attestation d'embauche délivrée par l'établissement pharmaceutique : « en tant que pharmacien responsable, pharmacien délégué, pharmacien assistant, pharmacien directeur technique ou pharmacien directeur commercial ».

2/ Une copie de la décision de l'autorisation de création, d'exploitation ou de transfert des activités professionnelles si le pharmacien est propriétaire d'une officine, ou pharmacien associé « en cas de société » dans une pharmacie.

3/ Une attestation délivrée par le pharmacien propriétaire si le pharmacien est un pharmacien assistant salarié.

Conditions de création d'une officine 4

- 1 - ***Quelles sont les conditions de création d'une pharmacie d'officine au Maroc ?***
- 2 - ***Quelles sont les conditions du local de l'officine ?***
  - *A / La Distance Minimale.*
  - *B / Les Normes Techniques du local :*
    - ***L'entrée principale.***
    - ***La surface de la pharmacie.***
    - ***Le réseau public d'eau potable, d'électricité et d'assainissement.***
    - ***Le plan local de l'officine.***
- 3 - ***Quels sont les membres de la commission de contrôle de conformité du local de l'officine ?***
- 4 - ***Quelle est la procédure de la réalisation du contrôle de la conformité du local abritant la pharmacie d'officine en projet ?***

4

4.1 : Quelles sont les conditions de création d'une pharmacie d'officine au Maroc ?

Le nouveau code du médicament et de la pharmacie a apporté un large éventail de nouveaux critères, régissant la création d'une pharmacie d'officine, à titre privé, au Maroc. Dont l'autorisation de création ne peut être déposée que si le pharmacien demandeur respecte les règles suivantes :

Le régime d'autorisation avec déconcentration :

- ***Autorisation d'exercice*** : *délivrée, en cas de présence de toutes les conditions d'exercice, par le Conseil National de l'ordre des pharmaciens.*
- ***Autorisation de création*** : *Délivrée pat l'autorité locale « le gouverneur de la province ou de la préfecture du lieu d'implantation de l'officine en projet ».*

Instauration des normes techniques d'installation :

cités au niveau de « ***l'Arrêté du ministre de la santé n° 902-08 du 17 rejeb 1429 (21 juillet 2008) fixant les normes techniques d'installation, de salubrité et de surface relatives au local devant abriter une officine de pharmacie ainsi que les normes techniques relatives aux établissements pharmaceutiques***».

Uniformisation de la règle de la distance minimale :

Et qui est de ***300 m***, *devant séparer l'extrémité de façade la plus proche en projet de l'officine de celle de chacune des officines de pharmacies avoisinantes. Cette distance doit être présentée sous forme d'attestation délivrée par un géomètre topographe assermenté; au lieu de l'opération de mesurage sur le terrain .*

4.2 : Quelles sont les conditions du local de l'officine ?

A / La Distance minimale:

La distance minimale entre la pharmacie en projet et les pharmacies avoisinantes constitue un des principaux paramètres à prendre en compte lors de la création d'une pharmacie d'officine.

La distance minimale est de 300 m : mesurée à partir de l'extrémité de la façade principale, constituée par l'intersection du parement intérieur de la partie exploitable de l'officine en projet et le parement extérieur de la façade la plus proche de chacune des officines de pharmacie avoisinantes.

Cette distance est déterminée, sur des bases objectives, grâce à un **ingénieur géomètre topographe assermenté** *«inscrit au tableau de l'O.N.I.G.T »,* qui exerce à titre privé. Ce dernier débute par une demande par écrit auprès du gouverneur compétent la liste des pharmacies avoisinantes comprenant leurs adresses exactes et d'effectuer le mesurage précité.

L'établissement du mesurage doit être précis voire exacte, dont le plan de chainage est réalisé et chiffré en **centimètre *(cm),*** en respectant une distance minimale de ***300m*** entre les pharmacies avoisinantes et celle en projet.

La distance minimale doit être ***horizontale réelle*** suivant ***une ligne directe*** quelle que soit la ***pente du terrain.***

Auparavant l'opération de mesurage sur le terrain *« la distance réellement parcourue »* comprenait plusieurs interprétations, qui étaient à l'origine de plusieurs litiges entre les pharmaciens confrères.

Une fois le mesurage effectué, l'ingénieur géomètre topographe délivre au pharmacien postulant essentiellement :

<u>Une attestation de mesurage</u> : de la distance minimale entre les pharmacies, indiquant que le mesurage est réalisé en centimètres et chiffré en mètre.

Selon le ***décret N° 2-07-1064 relatif à l'exercice de la pharmacie, à la création et à l'ouverture des officines et des établissements pharmaceutiques,*** cette attestation délivrée par l'ingénieur topographe doit être accompagnée d'un **dossier technique topographique**, comportant des documents conformément aux dispositions de **l'article 20** de ce décret :

- ***Une attestation justifiant que l'ingénieur géomètre topographe est en position régulière vis-à-vis de son ordre délivrée par le conseil régional du ressort territorial de son exercice.***
- ***Des éléments de consultation du cadastre.***
- ***Un croquis de levée.***
- ***Tous les éléments du calcul.***
- ***Tous les éléments de levée.***
- ***Un plan de chaînage indiquant la pharmacie en projet et celles avoisinantes existantes au préalable*** *« dont la liste est communiquée par le gouverneur compétent à l'ingénieur topographe sur sa demande ».*

Si le pharmacien projette l'implantation d'une pharmacie d'officine dans une commune **<u>dépourvue</u>**, dans ce cas il est dispensé de produire l'attestation de l'ingénieur géomètre topographe précitée, et également du dossier technique topographique, mais à condition que :

Ce pharmacien doit présenter une attestation délivrée par l'autorité locale compétente attestant que cette commune ne dispose pas d'une pharmacie d'officine.

B / Les Normes Techniques du local :

Avant la création d'une pharmacie d'officine, son local doit obligatoirement être conforme aux **Normes techniques, d'installation, de salubrité et de surface** édictées par l'administration, après un avis du ***Conseil National de l'Ordre des Pharmaciens.*** Ces normes concernent essentiellement :

- ***L'entrée principale.***
- ***La surface de la pharmacie.***
- ***Le réseau public d'eau potable, d'électricité et d'assainissement.***
- ***Le plan local de l'officine.***

B-1 / L'entrée principale d'une pharmacie d'Officine :

L'entrée principale d'une pharmacie d'officine, doit être caractérisée par une accessibilité et une visibilité aux patients, dont elle doit donner directement accès à la voie publique, sauf si l'officine est située au sein d'un centre commercial :

On désigne par le centre commercial selon **l'article 18** de ***la loi 17-04 portant code du médicament et de la pharmacie :***

- ***Les supermarchés.***
- ***Les kissariats.***
- ***Les espaces réservés au commerce dans les gares de chemins de fer, les gares routières, les aires de repos, les ports et les aéroports.***

La devanture de l'officine, doit comprendre obligatoirement, sous peine de sanctions disciplinaires, et d'une façon apparente, le **Nom du pharmacien** ainsi que les **Diplômes universitaires** obtenus « *uniquement dans le domaine de la pharmacie* ».

B-2 / La surface de la pharmacie :

La superficie exigée pour tout local devant abriter une pharmacie d'officine est de :

Superficie $\geq$ 24 m² au sol

« Supérieure ou égale à vingt-quatre m² »

Attention ! Cette surface doit être aménagée et équipée ; de façon à permettre l'exécution de tout acte pharmaceutique « *délivrance, préparation des médicaments, stockage ...* », en respectant les ***Bonnes Pratiques Officinales.***

B-3 / Le réseau public d'eau potable, d'électricité et d'assainissement :

Conformément aux dispositions de **l'article 7** de ***l'arrêté ministériel de la santé n° 902-08 fixant les normes techniques d'installation, de salubrité et de surface relatives au local devant abriter une officine de pharmacie ainsi que les normes techniques relatives aux établissements pharmaceutiques,*** une pharmacie d'officine doit, obligatoirement, être branchée :

- ***Au réseau public d'approvisionnement en eau potable ou à défaut d'un système d'alimentation en eau potable conforme aux normes sanitaires.***
- ***Au réseau d'éclairage public ou alors d'un système d'alimentation en électricité adéquat.***
- ***Au réseau d'assainissement public. A défaut, elle doit disposer de son propre système d'évacuation et de traitement des eaux usées conforme aux normes d'hygiène en vigueur.***

B-4 / Le plan local de l'officine :

Le plan du local d'une pharmacie d'officine doit répondre à un cahier de charge qui remplit les exigences suivantes :

- ***Espace pour recevoir les patients avec un présentoir aménagé de telle sorte que le public n'ait directement accès ni aux médicaments, ni aux autres produits dont la vente est réservée aux officines.***
- ***Un espace pour rayonnages.***
- ***Un préparatoire, pour l'exécution et le contrôle des préparations*** *« magistrales, officinales, des médicaments spécialisés de l'officine et des produits officinaux divisés »* ***qui doit obligatoirement être muni d'un point d'eau.***
- ***Un lieu réservé à la mise en quarantaine des médicaments et produits pharmaceutiques impropres à la consommation.***
- ***Un lieu sécurisé destiné au stockage des médicaments et produits classés comme stupéfiants.***
- ***Le bureau du pharmacien.***
- ***Des sanitaires dotés d'un point d'eau distinct.***
- ***Un lavabo avec un point d'eau distinct.***
- ***Un espace où mettre le frigo.***
- ***Un climatiseur en cas de besoin.***
- ***Un extincteur contrôlé de façon périodique.***
- ***Un accès aux handicapés.***

Pour pouvoir être reconnue, toute officine de pharmacie doit être muni d'une **Signalisation** adéquate « ***Totem, croix, caducée...*** » Limitée à la façade de l'immeuble qui l'abrite, conformément à la réglementation et à la législation en vigueur.

4.3 : Quels sont les membres de la commission de contrôle de conformité du local de l'officine ?

La conformité du local aux normes techniques d'installation, de salubrité et de surface est contrôlée par une commission désignée par le **gouverneur de la préfecture ou de la province** concernée, dont la composition est fixée par voie réglementaire.

Selon les dispositions de **l'article 58** de la ***loi 17-04 portant code de médicament et de la pharmacie***, cette commission de contrôle de conformité du local aux normes comprend :

- **Deux représentants du ministère de la santé:**

  ↳ *«Désignés par le ministre de la santé, dont au moins un inspecteur de la pharmacie»*

- **Un représentant de l'autorité administrative locale:**

  ↳ *« Désigné par le gouverneur »*

- **Un représentant de l'ordre des pharmaciens:**

  ↳ *«Dûment mandaté par le Président du Conseil Régional du lieu d'implantation de l'officine objet du contrôle de conformité parmi les représentants figurant sur une liste fixée annuellement ».*

Après la réalisation de la visite de conformité, un constat est dressé dans un **Procès-verbal** établi par un inspecteur de la pharmacie, membre de la commission et dûment signé par les membres de ladite commission, dont l'original de ce procès-verbal est communiqué immédiatement au gouverneur compétent.

4.4 : Quelle est la procédure de la réalisation du contrôle de la conformité du local abritant la pharmacie d'officine en projet ?

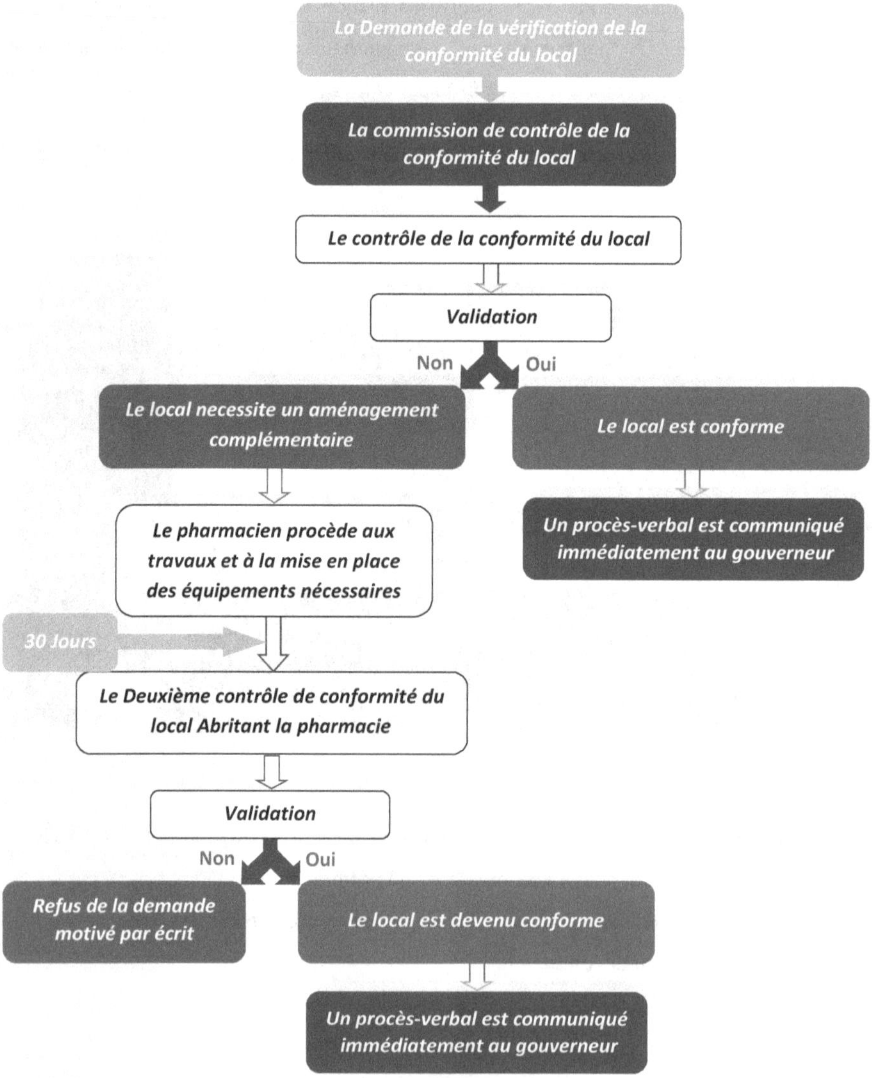

En cas de non-conformité du local aux normes techniques et si ce dernier nécessite un aménagement complémentaire, la commission invite le pharmacien postulant à procéder aux travaux et également à la mise en place des équipements manquants, dont un second contrôle de conformité est accordé après un délai de ***30 jours.***

Il est à noter que :

- La demande du second contrôle du local devient caduque, si les aménagements demandés au pharmacien postulant ne sont pas réalisés, à l'expiration de nouveau délai « *30 jours* ».
- Dans ce cas, la commission en informe le gouverneur compétent à travers un r***apport spécial,*** qui décide le refus de la délivrance de la décision d'autorisation motivé par écrit.

Autorisation de création d'une officine à titre individuel 5

- *1 -* ***Quels sont les documents nécessaires à fournir pour la constitution du dossier d'autorisation de Création d'officine à titre individuel ?***
- *2 -* ***Quels sont les documents à fournir en cas d'acquisition d'une pharmacie d'officine existante ?***
- *3 -* ***Quelle est la conduite à tenir lors de la présence d'anomalie au niveau du dossier ?***
- *4 -* ***Comment se fait la délivrance de l'autorisation de création d'une pharmacie d'officine ?***

1 2 3 4 5 6 7

5

5.1 : Quels sont les documents nécessaires à fournir pour la constitution du dossier d'autorisation de Création d'Officine à titre individuel ?

Tout pharmacien qui désire créer une pharmacie d'officine au Maroc, est censée déposer contre récépissé indiquant la date et l'heure de dépôt, une **Demande d'autorisation** auprès du gouverneur de la province ou de la préfecture du lieu d'implantation de l'officine en projet.

Le récépissé précité doit mentionner précisément la date et l'heure ; est de conférer au pharmacien postulant un droit dans l'ordre de priorité.

Le dossier accompagnant obligatoirement cette autorisation de création, doit comprendre les **copies certifiées conformes** aux originaux des documents suivants :

1/ L'autorisation d'exercice de la pharmacie délivrée par le président du Conseil National de l'Ordre des pharmaciens.

2/ Une attestation d'inscription au tableau de l'ordre des pharmaciens, délivrée par le président du Conseil Régional de l'Ordre des pharmaciens « sud / Nord ».

3/ Une attestation accompagnée du dossier technique topographique délivré par un géomètre topographe assermenté indiquant que la distance minimale de 300 m a été bien respectée.

4/ Le permis d'habiter ou le certificat de conformité délivré conformément à la législation relative à l'urbanisme, ou à défaut, une attestation administrative délivrée par l'autorité locale compétente, précisant que le local proposé est de construction ancienne.

5/ Le contrat d'acquisition ou de bail du local, ou le contrat de promesse d'acquisition ou de bail.

5.2 : Quels sont les documents à fournir en cas d'acquisition d'une pharmacie existante ?

Le pharmacien qui désire acquérir une pharmacie déjà existante, ou autrement dit, celui qui choisit acquérir un fond de commerce, est dispensé de produire l'attestation de mesurage et le dossier technique topographique établis par l'ingénieur géomètre topographe, le permis d'habiter, le certificat de conformité et le certificat administratif concernant le local.

Cependant ce pharmacien doit fournir les pièces suivantes :

1/ l'acte d'acquisition ou de promesse d'acquisition du fond de commerce de la pharmacie d'officine.

2/ Soit l'acte d'acquisition ou de promesse d'acquisition du local abritant l'officine en projet, soit le contrat de renouvellement ou de promesse de renouvellement du bail.

Il est à noter que :

- Si le pharmacien refuse de renouveler le bail, le pharmacien demandeur doit prouver que le pharmacien vendeur du fond de commerce a bien notifié au bailleur par écrit et avec accusé de réception de la vente.
- L'acquisition du fond de commerce d'une officine déjà existante, exige des démarches réalisées par l'intermédiaire d'un notaire.

5.3 : Quelle est la conduite à tenir lors de la présence d'une anomalie au niveau du dossier ?

Un dossier complet est celui qui comprend tous les documents exigés, mais lorsqu'il est incomplet il est déclaré comme étant irrecevable. Ce refus doit être motivé par écrit, par l'autorité administrative locale, et également notifié immédiatement au pharmacien postulant accompagné du dossier de sa demande.

Pour un dossier refusé l'autorité locale ne délivre pas de récépissé du dépôt.

En cas de présence des **erreurs matérielles** ou de **discordances** dans les documents fournis, pendant l'instruction de la demande ou lors de sa réception, le dossier complet est toujours accepté, sauf que le pharmacien concerné est demandé à procéder aux **rectifications** nécessaires et de fournir les documents y afférents.

Ces erreurs et ces discordances précitées ne peuvent, en aucun cas, être à l'origine du refus du dossier de la demande de l'autorisation de création, à condition que les rectifications demandées soient introduites et la présentation des documents y afférents soit réalisée **avant** la délivrance de la décision de l'autorisation, et au plus tard **le jour de son octroi.**

L'autorité locale doit obligatoirement s'assurer de la valeur juridique des documents fournis, essentiellement :

- ***La date de validité des documents présentés, qui doit être supérieure à celle du dépôt de la demande.***
- ***La validité des signatures et la conformité de leur contenu par rapport aux législations et réglementations en vigueur.***

5.4 : Comment se fait la délivrance de l'autorisation de création d'une pharmacie d'officine ?

Le gouverneur de la province ou de la préfecture compétent délivre la décision d'autorisation pour la création d'officine, uniquement pour les dossiers remplissant toutes les conditions requises et également du procès verbal de constatation de la conformité du local aux normes techniques exigées.

Cette autorisation est présentée sous forme d'une décision comprenant les informations suivantes :

- *La demande du pharmacien postulant.*
- *Son nom et prénom.*
- *La date de dépôt de la demande.*
- *L'adresse « exacte » du local abritant la pharmacie en projet.*
- *Le titre ou le diplôme obtenu.*
- *Les références de la décision d'autorisation d'exercer la profession de la pharmacie.*
- *Les références de l'attestation de mesurage et le dossier technique topographique délivrés par l'ingénieur géomètre topographe.*
- *Les références du procès verbal de constatation de conformité du local abritant la pharmacie en projet aux normes techniques exigées.*

En cas de **société**, la décision comprend également : *les références de l'acte constitutif de la société, ainsi que les noms et prénoms de l'ensemble des pharmaciens associés.*

Le retrait de la décision se fait après invitation du pharmacien concerné par le gouverneur compétent, dans le délai et les conditions fixés par **l'article 30** du ***décret n° 2-07-1064 relatif à l'exercice de la pharmacie, à la création et à l'ouverture des officines et des établissements pharmaceutiques.*** Selon ce dernier si le pharmacien postulant ne retire pas cette décision dans un délai de **60 jours,** il est considéré comme **une renonciation à sa demande.**

La renonciation du pharmacien à sa demande d'autorisation de création en faveur d'un autre pharmacien ne vaut pas transfert du droit dans l'ordre de priorité dans le dépôt du dossier.

Autorisation de création d'une officine dans le cadre d'une société 6

- *1 -* ***Quelles sont les possibilités juridiques envisagées pour la création d'une pharmacie d'officine dans le cadre d'une société ?***
- *2 -* ***Quelle est la différence entre la SNC et la SARL?***
  - *A/ SNC : Société au Nom Collectif*
  - *B/ SARL : Société à Responsabilité limitée*
- *3 -* ***Quelles sont les conditions d'exercice des pharmaciens associés ?***
- *4 -* ***Quels sont les documents nécessaires à fournir pour la constitution du dossier d'autorisation de Création d'Officine dans le cadre d'une société ?***

1 2 3 4 5 6 7

6

6.1 : Quelles sont les possibilités juridiques envisagées pour la création d'une pharmacie d'officine dans le cadre d'une société ?

La nouvelle loi 17-04 portant code du médicament et de la pharmacie, a donné la possibilité de se constituer en société pour la création d'une pharmacie d'officine, dont les deux possibilités, sur le plan juridique, dédiées sont les suivantes :

> ✎ ***SNC : Société au Nom Collectif.***
>
> ✎ ***SARL : Société à Responsabilité Limitée.***

L'exercice collectif de la pharmacie a pour but de juguler les contraintes dont souffre le secteur pharmaceutique ; parmi lesquelles on trouve : « *les prix élevés des pharmacies d'officine, l'augmentation continue du nombre des pharmaciens sur le marché ...* », ce qui freine l'accès à la création à titre individuel.

> Dans les deux cas « ***SNC ou SARL*** » le pharmacien ne peut être copropriétaire d'une seule pharmacie.

6.2 : Quelle est la différence entre la SNC « *société au nom collectif* » et la SARL « *société à responsabilité limitée* » ?

A / SNC : Société au Nom Collectif :

La **Société au Nom Collectif** se définit en tant qu'une société dont les associés ont tous la qualité de commerçant et répondent indéfiniment et solidairement des dettes sociales.

La constitution de ce type de société entre plusieurs pharmaciens associés en vue de la création d'une officine de pharmacie ou d'exploitation d'une officine existante exige que celle-ci soit **gérée par tous les pharmaciens associés**.

> Aucun d'entre les pharmaciens associés ne doit posséder, en propre, une autre pharmacie d'officine ou y avoir des intérêts.

Il s'agit d'une société de personne ou société de responsabilité illimitée; caractérisée par les éléments suivants :

- ***Raison sociale*** : composée du nom de tous les associés ou seulement de l'un d'entre eux suivi de la mention ***« Compagnie »*** et ***« Cie ».***
- ***Le Capital*** : divisé en parts sociales non cessibles ***« non librement négociables ou vendables »***
- ***Responsabilité*** **:** indéfinie, tous les associés sont solidairement indéfiniment responsables du passif social ***« Les Dettes ».***

Néanmoins, l'écran de la personnalité morale n'est pas assez fort pour supprimer les responsabilités pécuniaires personnelles des associés : les créanciers sociaux, après avoir mis vraiment la société en demeure de payer, peuvent en effet demander à n'importe lequel des associés le paiement de l'intégralité du montant du passif social.

B / SARL : Société à Responsabilité limitée:

Une **Société à Responsabilité limitée** est une société constitué d'un associé unique ou de plusieurs associés pour le meme objet « *pharmacie d'officine* », à condition que cette société ne soit propriétaire que d'une seule officine. En cas de pluralité d'associés, la gérance de l'officine doit être assurée et sous la responsabilité de tous les pharmaciens associés.

La **SARL** est considérée comme étant ***une société commerciale*** par la forme, qui présente une caractéristique commune ***aux sociétés de personnes*** :

Le capital de la **SARL** est divisé en part sociale **non négociable** et **non cessible.**

Mais contrairement à **la société en nom collectif *« SNC »*,** dans l'exercice de la pharmacie d'officine sous forme d'une **société à responsabilité limitée *« SARL »*,** il y a création d'une personne morale ***« SARL »*** qui est tout à fait autonome et indépendante de la personne physique ***« le pharmacien ».*** Ce dernier est lié à la **SARL** par un contrat de travail et un contrat d'association et donc, il est salarié de la **SARL.**

Le grand avantage que présente la **SARL** est que le pharmacien ne peut pas confondre entre ses fonds propres et ceux de la **SARL**, et vu qu'il est un salarié chez la **SARL** ; ce dernier doit obligatoirement respecter la législation du travail en ce qui concerne :

⇨ ***Le nombre d'heures travaillées.***

⇨ ***Le nombre de jours de congés.***

⇨ ***La justification d'absence : « en cas de maladie, maternité...... »***

Le non respect de ces obligations précitées sera à l'origine des conséquences fiscales.

La société **SARL** est caractérisée essentiellement par les éléments suivants :

- *Les associés ne sont tenus* ***du passif social*** *qu'à connaissance de leur apport.*
- *Le capital est* ***au moins de 10.000 DH*** *divisé en part sociale « dont cette part n'est pas* ***librement négociable*** *».*
- *La* ***SARL*** *a une dénomination qui peut incorporer le nom d'un ou de plusieurs associés suivi de la mention* ***« SARL »,*** *si elle est formée d'une* ***seule personne ou un seul associé,*** *la dénomination sera suivi de la mention* ***« SARL associé unique ».***
- *Le nombre d'associés peut être au moins égal à une* ***seule, et au plus 50 personnes.***

1 2 3 4 5 6 7

6

La SARL présente également un ensemble d'avantages et d'inconvénients, sur plusieurs plans :

Sur le plan social :

Le pharmacien bénéficie essentiellement des droits suivants :

- ***Cotiser à la C.N.S.S pour la retraite.***
- ***Cotiser à l'assurance maladie obligatoire (AMO).***
- ***Souscrire des assurances maladie complémentaires.***

Sur le plan fiscal :

Le pharmacien entant qu'une personne physique est soumis à l'impôt sur le revenu « IR » à un taux qui variant entre : 0% à 42%, alors que la SARL est soumise à l'impôt sur les sociétés « IS » ne dépassant pas les 35%.

Sur le plan Juridique :

Le gérant de la SARL «*personne morale***» qui est le pharmacien doit accomplir un certain nombre d'obligations juridiques qui sont obligatoires, contrairement au cas de «** *personne physique***» dont ces formalités juridiques sont quasi nulles.**

Les principales obligations juridiques sont les suivantes :

♦ ***Réunion d'une assemblée générale annuelle pour statuer sur les comptes et affecter les résultats dans les six mois qui suivent la clôture de l'exercice.***

♦ ***Eviter de procéder à des distributions de dividendes fictifs ….***

♦ ***Le non respect de ces obligations soumet les gérants défaillants à des sanctions pénales qui peuvent aller de 2000 DH à 100.000 DH et/ou emprisonnement de 1 à 6 mois.***

■ ***Sur le plan comptable :***

Contrairement à la personne physique qui fait transiter tous les fonds sans être très regardant sur les sommes prélevées en tenant un compte intitulé «*Compte d'exploitant*», la SARL dispose d'un capital social qui est immuable et qui ne peut être inférieur à 10.000.00 DH, ainsi qu'elle dispose d'une caisse où transitent tous les fonds en espèces sans pouvoir être créditrice.

■ ***Sur le plan manageriel :***

Un nombre très important de pharmaciens font face à des problèmes financiers *« de trésorerie »*, **due généralement aux prélèvements non planifiés pour leur consommation personnelle.**

Dans le cadre de la SARL, le pharmacien *« en tant qu'un salarié »* **recevra un salaire mensuel bien calculé, permettant de contrecarrer tout déséquilibre financier de la pharmacie, ainsi que tout prélèvement, autre que le salaire, devient strictement interdit.**

6.3 : Quelles sont les conditions d'exercice des pharmaciens associés ?

En cas de société, chacun des pharmaciens associés doit respecter obligatoirement les conditions suivantes :

- ***Etre titulaire de l'autorisation d'exercice.***
- ***Etre inscrit a l'ordre des pharmaciens.***
- ***Se limiter à l'exercice dans leur société, et ne peuvent exercer aucune autre activité pharmaceutique.***

L'autorisation de création d'une officine sous forme de société est accordée nominativement à chacun des pharmaciens associés.

6.4 : Quels sont les documents nécessaires à fournir pour la constitution du dossier d'autorisation de Création d'Officine dans le cadre d'une société ?

En cas de création d'une pharmacie d'officine, sous forme de société, le pharmacien ou les pharmaciens associés sont censé déposer contre récépissé indiquant la date et l'heure de dépôt, une **Demande d'autorisation** auprès du gouverneur de la province ou de la préfecture du lieu d'implantation de l'officine en projet.

Attention ! ***Le récépissé précité donne l'intérêt de mentionner précisément la date et l'heure dans le récépissé précité ; est de conférer au pharmacien postulant un droit dans l'ordre de priorité.***

Le dossier accompagnant obligatoirement cette autorisation de création, doit comprendre les **copies certifiées conformes** aux originaux des documents suivants :

1/ Une copie certifiée conforme à l'original de l'acte constitutif de la société.

2/ L'autorisation d'exercice de la pharmacie délivrée par le président du Conseil National de l'Ordre des pharmaciens.

3/ Une attestation d'inscription au tableau de l'ordre des pharmaciens, délivrée par le président du Conseil Régional de l'Ordre des pharmaciens « sud / Nord ».

4/ Une attestation accompagnée du dossier technique topographique délivrés par un géomètre topographe assermenté indiquant que la distance minimale de 300 m a été bien respectée.

5/ Le permis d'habiter ou le certificat de conformité délivré conformément à la législation relative à l'urbanisme, ou à défaut, une attestation administrative délivrée par l'autorité locale compétente, précisant que le local proposé est de construction ancienne.

6/ Le contrat d'acquisition ou de bail du local, ou le contrat de promesse d'acquisition ou de bail.

7/ Une attestation délivrée par le président du Conseil National de l'Ordre des pharmaciens attestant que les pharmaciens associés ne sont ni propriétaires, ni associés dans une autre officine, et qu'ils n'exercent aucune autre activité pharmaceutique ou professionnelle.

En cas d'implantation d'une pharmacie d'officine dans une commune **dépourvue** de pharmacie, les pharmaciens associés sont dispensés de produire l'attestation de mesurage, établie par l'ingénieur géomètre topographe précitée, et également du dossier technique topographique, mais à condition que :

Ces pharmaciens associés doivent présenter une attestation délivrée par l'autorité locale compétente attestant que cette commune ne dispose pas d'une pharmacie d'officine.

Toutes les autres étapes, sont en commun avec la procédure précitée pour la « ***Création d'une pharmacie d'officine à titre individuel*** », même pour la conduite à tenir lors de présence d'anomalie au niveau du dossier.

Annexes & Adresses 7

Annexe 1

Formulaire de demande d'autorisation d'exercer

Nom : ....

Prénom : ....

Date de naissance : ....

Lieu et pays de naissance : ....

Nationalité : ....

Sexe : ....

Situation familiale : ....

Nom et prénom du père : ....

Nom et prénom de la mère : ....

Adresse : ....

Téléphone : ....

E-mail : ....

Faculté :...

Date d'obtention du diplôme de pharmacien : ....

Exercice antérieur : ....

Pays d'obtention du diplôme de pharmacien : ....

Date d'obtention de l'équivalence du diplôme de pharmacien : ...

Exercice antérieur : ....

Signature légalisée de l'intéressé (e) :

Annexe 2

Demande d'autorisation d'exercice

Mr le président du Conseil National
de l'Ordre des Pharmaciens
RABAT

Monsieur ;

J'ai l'honneur de vous demander de bien vouloir m'autoriser à exercer la pharmacie à titre privé au Maroc.

Je vous prie d'agréer, Monsieur le président, l'expression des mes salutations distinguées.

Signature légalisée de
l'intéressé (e) :

1 2 3 4 5 6 7

7

Annexe 3

Déclaration sur l'honneur

<u>Déclaration sur l'honneur :</u>

Je soussigné (e) M : ....

Titulaire de la CIN N° : ....

Et diplômé (e) de : ....

Déclare sur l'honneur n'être inscrit sur aucun tableau d'ordre étranger.

Fait à ....

Le ....

Signature légalisée :

1 2 3 4 5 6 7

Adresses

7

Ministère de la santé

Adresse : 335. Avenue Mohamed V - RABAT

Téléphone : 05 37 76 10 25

Ministère de l'Education Nationale, de la Formation professionnelle, de l'Enseignement Supérieur et de la Recherche Scientifique

Adresse : Boulevard Mohamed Lyazidi - Hassan, BP : 4500 - RABAT

Téléphone : 05 37 21 75 01

CNOP: Conseil National de l'Ordre des Pharmaciens

Adresse : Hay Ryad, Sect.10, Maison Du Pharmacien N°6 P.O. Box: 10100, Rabat

Téléphone : 05 37 71 33 14

CRPOS : Conseil Régional des Pharmaciens d'Officine du Sud

Adresse : Boulevard Mohamed Abdou, Casablanca 20250

Téléphone : 05 22 20 54 89

CRPON : Conseil Régional des Pharmaciens d'Officine du Nord

Adresse : Hay Ryad, 6 secteur 10, Rabat

Téléphone : 05 37 71 00 62

1 2 3 4 5 6 7

7

Références

Dahir n° 1-06-151 du 30 Chaoual 1427 (22 novembre 2006) portant promulgation de la loi n° 17-04 portant code du médicament et de la pharmacie, Bulletin officiel N° 5480 du 15 Kaada 1427 (7 – 12 – 2006).

Dahir n° 1-96-83 du 15 Rabii I 1417 (1 Aout 1996) portant promulgation de la loi n° 15-95 formant code du commerce, Bulletin officiel N° 4418 du 19 Joumada I 1417 (3 – 10 – 1996).

Décret n° 2-07-1064 du 5 rejeb 1429 (9 juillet 2008) relatif à l'exercice de la pharmacie, à la création et à l'ouverture des officines et des établissements pharmaceutiques, Bulletin officiel N° 5648 du 13 Rejeb 1429 (17 – 7 – 2008).

Décret N° 2-01-333 DU 28 rabii 1422 (21 juin2001) relatif aux conditions et à la procédure de l'octroi des équivalences de diplômes de l'enseignement supérieur, Bulletin officiel N° 4914 (05 – 7 – 2001).

ırrêté ministériel de la santé n° 902-08 fixant les normes techniques d'installation, de salubrité ɛt de surface relatives au local devant abriter une officine de pharmacie ainsi que les normes techniques relatives aux établissements pharmaceutiques, Bulletin officiel N° 6564 du du 13 Rejeb 1429 (17 – 7 – 2008).

Loi N° 1-75-453 du 17 Décembre 1976 Instituant un Ordre des pharmaciens, Bulletin officiel N° 3351 du 28 Moharrem 1397 (19 – 1 – 1977).

1 2 3 4 5 6 7

7

Références

***Secrétariat général du gouvernement**, (2008), Guide des procédures administratives relatives à la délivrance des autorisations d'exercice de la pharmacie et d'ouverture des officines de pharmacie et des établissements pharmaceutiques : Imprimerie Officielle, Rabat.*

***Mohamed LAGHDAF RHAOUTI,** (2007), Le code du médicament et de la pharmacie «Une approche juridique théorique et appliquée » (Arabe), 1ère éd., Rabat : Imprimerie BIDAOUI, Rabat, 807 p.*

***Mohamed LAGHDAF RHAOUTI,** (2002), Cadre juridique et organisationnel de la profession pharmaceutique au Maroc (Arabe), 1ère éd., Rabat : Imprimerie ALKARAMA, Rabat, 385 p.*

https://www.santé.gov.ma

https://www.sgg.gov.ma

https://www.pharmacie.ma

FSC
www.fsc.org
MIX
Papier | Fördert
gute Waldnutzung
FSC® C083411

Kolibri 360 GmbH
Ferdinand-Jühlke-Straße 7
99095 Erfurt, Deutschland
produktsicherheit@kolibri360.de

Druck:
CPI Druckdienstleistungen GmbH
im Auftrag der
Kolibri 360 GmbH
Ferdinand-Jühlke-Str. 7
99095 Erfurt